ENCORE UN MOT

SUR LE

DANGER DES INHUMATIONS PRÉCIPITÉES.

NOUVEAUX EXEMPLES ET DÉSASTRES NATURELS ET IMPRÉVUS QUI DÉMONTRENT,

DE PLUS EN PLUS, L'INSUFFISANCE DU MODE ADOPTÉ POUR

CONSTATER LES DÉCÈS.

NOUVEAU MÉMOIRE

Adressé à S. M. Louis-Philippe 1er,

Et précédé d'une lettre récente de

P.-J. DE BÉRANGER.

Par HYACINTHE LE GUERN.

> « ... L'horrible danger contre lequel vous
> appelez, avec raison, des précautions nou-
> velles, est malheureusement démontré par
> beaucoup trop d'exemples. »
> OPINION D'UN PAIR DE FRANCE.
> *— Lettre à l'auteur ; avril 1843. —*

> « ... J'apprécie vivement l'intention ex-
> cellente qui vous a fait entreprendre cet ou-
> vrage ; l'importance des faits que vous y avez
> recueillis et l'utilité des précautions que
> vous recommandez pour éviter des mal-
> heurs trop fréquents. »
> OPINION D'UN PAIR DE FRANCE.
> *— Lettre à l'auteur ; ... 1844. —*

PARIS,

IMPRIMERIE DE GUSTAVE GRATIOT,

11, RUE DE LA MONNAIE.

1845.

ENCORE UN MOT

sur le

DANGER DES INHUMATIONS PRÉCIPITÉES.

NOUVEAUX EXEMPLES DE RÉSURRECTIONS NATURELLES ET IMPRÉVUES QUI DÉMONTRENT,

DE PLUS EN PLUS, L'INSUFFISANCE DU MODE ADOPTÉ POUR

CONSTATER LES DÉCÈS.

NOUVEAU MÉMOIRE

Adressé à S. M. Louis-Philippe 1er,

Et précédé d'une lettre récente de

P. J. de BÉRANGER.

—

par HYACINTHE LE GUERN.

« .... L'horrible danger contre lequel vous
« appelez, avec raison, des précautions nou-
« velles, est malheureusement démontré par
« beaucoup trop d'exemples. »
OPINION D'UN PAIR DE FRANCE.
— *Lettre à l'éditeur; avril 1842.* —

« .... J'apprécie vivement l'intention ex-
« cellente qui vous a fait entreprendre cet ou-
« vrage; l'importance des faits que vous y avez
« recueillis et l'utilité des précautions que
« vous recommandez pour éviter des mal-
« heurs trop fréquents. »
OPINION D'UN PAIR DE FRANCE.
— *Lettre à l'auteur; .. ,. 1843.* —

PARIS,

IMPRIMERIE DE GUSTAVE GRATIOT,

11, RUE DE LA MONNAIE.

—

1845.

Voici le complément d'un livre malheureusement historique, dont les deux Chambres viennent d'ordonner le renvoi à M. le ministre de l'Intérieur.

On sera sans doute frappé de cette circonstance, qu'au moment où nos législateurs étaient appelés à se prononcer sur l'objet de ma pétition, des exemples nouveaux de résurrections naturelles, — résurrections imprévues, — venaient encore faire ressortir l'insuffisance déplorable du mode adopté jusqu'à ce jour pour constater les décès.

Il faut le dire bien haut : des hommes dont la mort avait été officiellement enregistrée, sont sortis publiquement du cercueil, et sont venus implorer la commisération de deux grandes assemblées, alors que celles-ci délibéraient sur l'opportunité d'une révision de nos lois civiles et de nos règlements concernant la police des inhumations ! — Ceci, je le crois fermement, est un avertissement providentiel.

Où en est, aujourd'hui, — on me l'a demandé, — où en est la cause humanitaire que je plaide en trois langues depuis tout à l'heure quinze années ?

Comme il s'agit d'un projet à la réalisation duquel tous les citoyens sont personnellement intéressés ; d'un projet que mes faibles efforts, encouragés, secondés par plus de quatre-vingts journaux tendent à vulgariser au profit de tous ; je ne crois point outrepasser les limites de certaines convenances en me félicitant, ici, de m'être rencontré en communauté de sentiment avec la plupart des personnages de ce grand siècle qui ont daigné me lire ou m'entendre.

Législateurs, magistrats, — praticiens trop haut placés pour prendre la défense de l'infaillibilité scientifique* : beaucoup d'entre vous m'ont donné des gages de leur intérêt à mes incessantes réclamations ; beaucoup d'entre vous m'ont fait espérer que, leur

---

* Et en cela ils ressemblent à leurs illustres devanciers, Galien, Celse, Hippocrate, Rhasès, etc., nos maîtres à tous.

concours aidant, la législation dont j'ai dénoncé et la vieillesse et l'impuissance, serait enfin réformée. Merci pour tous les hommes, vos frères ! Merci pour vous-mêmes !

Et vous, sublimes penseurs, dont ce cadre trop étroit ne saurait contenir tous les noms ; vivants échos de Casimir Delavigne, d'Alexandre Soumet, d'Étienne, de Nodier, de ce bon Nodier qui, sur le bord de la tombe, a soulevé sa noble tête pour me dire : *Bien !* — Victor Hugo, Eugène Sue, Émile Souvestre, Viennet, Sainte-Beuve : — Merci pour cette pauvre et souffrante humanité, dont votre génie éclaire et dirige la marche à travers les décombres du passé ! Merci pour vous-mêmes !

Je le demande à tous : peut-on désespérer du succès d'une cause qui a rencontré de telles sympathies ?

Or, voici venir, joignant sa voix à vos voix, — poëtes et savants, législateurs et magistrats, — voici venir un autre penseur, un autre génie non moins populaire, non moins haut de coudées que les gloires et les infortunes qu'il a chantées sur sa lyre... Merci pour tous les hommes, ses frères ! merci pour ce grand citoyen, lui-même, dont je livre avec préméditation les consolantes paroles ! Puisse-t-on leur appliquer ce proverbe du sage :

Un opportuno de la lingua motto
Qual pomo d'or su letto inargentato
Piace, se l'occhio a riguardarlo è indotto *.

« Monsieur,

« Je vous remercie de la communication que vous
« avez bien voulu me faire, et je m'empresse de vous
« féliciter de l'honorable persistance que vous mettez
« dans vos réclamations.

« Les paroles de M. Gillon, que vous rapportez **,
« devraient suffire pour convaincre l'autorité d'une
« nouvelle police des inhumations.

« J'espère, Monsieur, que vous obtiendrez la ré-
« compense que vous ambitionnez; c'est-à-dire le
« concours des Chambres dans l'œuvre civique dont
« vous poursuivez la réalisation.

« Recevez, Monsieur, l'assurance de ma plus par-
« faite considération.

« Béranger. »

7 avril 1845.

Je le demande à tous : peut-on désespérer du succès
d'une cause qui compte, parmi ses avocats, le mortel
chéri des muses et de sa belle patrie ?

---

* La parole dite en son temps est comme des pommes d'or sur un
lit d'argent.

** Voy. note 1, p. 11.

Paris, avril 1845.

> La précipitation des enterrements expose les hommes à des dangers terribles. La perte de la vie, par la précipitation d'un enterrement, est un accident formidable. LOUIS. On n'a de preuves infaillibles de la mort absolue qu'au commencement de la putréfaction des corps. TERRILI, P. ZACCHIAS, etc. Dans mille rencontres, les signes de la mort sont trompeurs. GALIEN, PLINE, CELSE, ASCLÉPIADE, CHEYNE, HALLER, W. P. ERWARDS, SAUVAGES, FOREST, ALEXANDER-BENEDICTUS, CRAFFT, SYLVIUS, MISSON, GUILLAUME, FABRY, DIEMERBROEK, LANCISI, BRUHIER, WINSLOW, P. JOVE, etc.

SIRE,

Depuis plusieurs années, je n'ai cessé d'appeler l'attention publique sur le *Danger des inhumations précipitées* (1) ; et, à des époques plus ou moins rapprochées, Votre Majesté a daigné me faire connaître l'intérêt qu'elle prenait à cette œuvre philanthropique. Diverses fois, aussi, la Chambre des députés, accueillant ma pétition tendante à ce qu'il fût apporté

(1) DANGER DES INHUMATIONS PRÉCIPITÉES. *Exemples tant anciens que récents de personnes enterrées ou disséquées de leur vivant.* 1 vol. in-8, 6ᵉ édit. Paris, 1844. — Cet ouvrage a été honoré des souscriptions de la famille royale, de plusieurs ministères, et de divers souverains étrangers.

de profondes modifications dans la méthode employée jusqu'à présent pour constater le décès des citoyens, en a ordonné le renvoi à M. le ministre de l'Intérieur.

Le 17 février dernier, l'honorable M. Genty de Bussy, député du Morbihan, faisait un nouveau rapport sur cette pétition. Le même jour la presse quotidienne signalait le fait suivant, emprunté au journal l'*Union* :

« On écrit de Villeneuve-le-Roi, — Yonne— :

« Voici encore un exemple du danger des inhu-
« mations trop précipitées. Un jeune homme qui
« était malade, depuis longtemps, parut subitement
« frappé de mort ; tous les soins pour le rappeler à
« la vie furent impuissants, et l'on procéda aux funé-
« railles. Au moment où l'on venait de déposer le dé-
« funt dans la bière, il se réveilla tout à coup de son
« sommeil léthargique (1), et, à la grande stupéfac-
« tion des assistants, sortit de son cercueil. Quoique
« malade encore, ce jeune homme va beaucoup
« mieux (2). »

(1) La *France* a enregistré un cas étrange de léthargie, dans son numéro du 5 décembre 1844.

(2) Dès le 16, le *Constitutionnel* et les *Debats* reproduisaient cette triste nouvelle.

C'est ainsi qu'au moment même où MM. les députés, par un renvoi significatif, reconnaissaient la nécessité de réviser une partie intéressante de notre législation, l'annonce d'un nouvel ensevelissement prématuré venait rendre plus vivaces encore des craintes légitimes.

Le 13 mars suivant, ma pétition a été accueillie également par la Chambre des pairs ; et, conformément aux conclusions de son noble rapporteur, M. le comte de Tascher, renvoyée à M. le ministre compétent. Huit jours avant, — le 5 mars, — on lisait dans la *Réforme* :

« Voici un fait qui vient d'impressionner péni-
« blement la ville de Lorgues. On portait en terre le
« corps d'une femme qu'on disait être morte depuis
« *vingt-quatre heures* ; on était même arrivé sur le
« seuil du cimetière, lorsque des assistants crurent
« remarquer, dans la bière, une certaine agitation...
« Non seulement on constata une chaleur vitale dans
« la femme qu'on allait enterrer, mais on la vit
« même ouvrir les yeux. Grande rumeur parmi les
« assistants épouvantés. On s'arrête, on court, on
« appelle à l'aide, on retire la malheureuse du cer-
« cueil, on la dépose dans un lit, on la réchauffe ;
« elle donne encore quelques signes de vie ; mais la

« mort revint ; elle revint, cette fois, évidente, cer-
« taine, laissant après elle un doute horrible dans
« l'esprit des spectateurs ; n'était-il pas probable
« que l'ensevelissement avait provoqué l'asphyxie ? »

Qui peut douter, Sire, que nous ne soyons me-
nacés d'être enterrés vivants (1) ?

A l'heure où s'achevait la mise en page de mon
livre sur le *Danger des inhumations précipitées*, le
journal l'*Estafette* (2) mentionnait ce qui suit :

« Encore un nouveau fait en faveur de l'établisse-
« ment d'une *chambre mortuaire* dans tous les cime-
« tières. Le 16 août, sur la paroisse de Daurade, à
« Toulouse, un individu allait être porté à la dernière
« demeure quand on s'est aperçu, à un mouvement
« de la bière, qu'il vivait encore. »

Peu de temps après — le 23 décembre 1844 —
voici ce qu'annonçait le journal la *Presse* :

« Un fait curieux est arrivé, samedi, à Verdun.
« Un militaire du 64ᵉ de ligne, tombé en léthargie,
« avait été porté à l'hôpital Saint-Nicolas. On le crut
« mort, dans sa compagnie, et ses camarades furent
« commandés par l'adjudant pour lui rendre les

(1) Voy. note 1, pag. 13, l'extrait d'une lettre de M. le ministre résident de Mecklembourg.

(2) Supplément du 22 août 1844.

« derniers devoirs ; mais quelle ne fut pas leur sur-
« prise, lorsque arrivés à l'hôpital, ils apprirent que
« ce militaire, *inscrit comme mort sur les registres du*
« *corps*, était encore vivant et en voie de guérison !
« Aujourd'hui, il se porte très bien. »

Quatre résurrections naturelles, — et imprévues,
— en moins de sept mois ! !

Tout en reconnaissant que des mesures doivent être
prises pour prévenir le retour des enterrements pré-
maturés, plusieurs bons esprits ont émis cette opinion, que les accidents dont il s'agit se renouvelaient
très rarement.

Me serais-je mal expliqué dans ma pétition (1) ?

(1) Voici la copie de cette pétition à laquelle mon livre servait de
développement :

Messieurs les Pairs et les Députés,

J'ai l'honneur de vous faire hommage de deux exemplaires de ma
brochure sur le *Danger des inhumations trop promptes*, 6ᵉ édit.

Dans cette brochure, je crois avoir démontré, par des faits authen-
tiques, que les véritables signes de la *mort* sont généralement dou-
teux ; et que, trop fréquemment, des individus réputés morts et
abandonnés comme tels, par les hommes de l'art, — il y a médecins
et médecins, — sont sortis assez à temps de leur léthargie pour n'être
pas enterrés vivants.

Mais ces résurrections naturelles, dont la constatation est due le
plus souvent au *hasard*, n'indiquent-elles pas suffisamment que d'autres individus ont été livrés, par imprévoyance, aux horreurs d'une

J'ai voulu rappeler que, souvent, les apparences de la mort étaient trompeuses. Rapportant un certain nombre d'anecdotes historiques à ce sujet (1), j'ai voulu établir que fréquemment, trop fréquemment, les hommes de l'art — dont j'honore le caractère et le talent chirurgical — ont exposé et exposent,

mort dont l'idée seule fait frémir? qu'enfin une semblable catastrophe menace individuellement tous les citoyens?

C'est sous l'empire de cette appréhension cruelle, que je viens vous prier, Messieurs..., de considérer ma brochure comme une pétition dont voici la conclusion :

Nos lois civiles et nos réglements ne prévenant pas tous les périls *, il doit être établi des *salles d'attente* dans tous les cimetières; et *provisoirement*, dès à présent, le médecin chargé de constater les décès, dans chaque ville ou commune, doit être tenu de pratiquer, sur les corps, telle lésion qui rende impossibles les résurrections naturelles dans le sein de la terre.

Je suis, etc.

H. L. G.,
Membre de la Société polymathique du Morbihan.

Paris, 6 janvier 1845.

A MM. les membres de la Chambre des pairs et de la Chambre des députés.

(1) J'ai omis beaucoup d'anecdotes anciennes, telles que celles de Raymond, diacre; de Carpi (Jacques); de Pfeiffer (Auguste). J'en ai pareillement omis un certain nombre de récentes; et j'ai dit pourquoi.

* Paroles de l'honorable M. GUIZOT, à la séance du 13 décembre 1831.

à leur insu, des morts prétendus aux épouvantables tortures du désespoir et de la faim.

Et j'ai voulu dire :

Puisque, dans un temps donné, quarante, cinquante personnes ont failli devenir victimes d'une trop grande précipitation ; puisqu'elles sont sorties de leur léthargie assez à temps pour n'être pas enterrées vivantes ; puisque, presque toujours, le hasard seul y a mis obstacle : comment, sur quel fondement peut-on dire que le nombre des enterrements dont il s'agit, surtout à Paris (1), a été et est peu considérable ? Surtout à Paris où, chaque fois que l'horloge a compté vingt minutes, une existence s'éteint et un deuil commence (2) ?

(1) «... Plusieurs des précautions si sages et si philanthropiques « que vous recommandez, Monsieur, sont déjà établies dans le nord « de l'Allemagne, notamment à Hambourg. Puissent-elles l'être « bientôt en France, *et surtout à Paris où beaucoup de personnes,* « *certes, sont enterrées vivantes !* » *Extrait d'une lettre de M. le ministre résident de Mecklembourg.* — Novembre 1844.

(2) C'est M. Cochut qui a fait ressortir cette effrayante vérité. — Pendant la période décennale de 1830 à 1840, et toutes compensations faites, la moyenne des décès peut être évaluée à 25,000 par année. Or, divisant 365 jours, ou 525,600 minutes, par 25,000, on trouve un peu plus de 21 minutes, laps de temps qui s'écoule entre chaque décès. — Voy. MOUVEMENT DE LA POPULATION DE PARIS. *Revue des Deux-Mondes.* T. IX, pag. 724.

Un fait s'accomplit sous nos yeux ; est-ce à dire que d'autres faits de même nature ne s'accomplissent pas à notre insu ?

Dieu seul entend les gémissements de ces pauvres âmes que notre imprévoyance conduit peut-être à blasphémer son nom !

Depuis 1835, il y a eu — à ma connaissance seulement — quarante-six cas d'enterrements plus ou moins précipités auxquels, je le répète, le hasard a le plus souvent mis empêchement. Vingt-un individus se sont réveillés d'eux-mêmes au moment où on allait les porter en terre ; neuf, par suite des soins que leur prodigua une trop rare tendresse ; quatre, par suite de la chute du cercueil ; deux, par suite de suffocation dans le cercueil ; trois, par suite de piqûres faites en épinglant le linceul ; sept — y compris le fils d'un employé des contributions indirectes du département de la Seine — par suite de retards non calculés dans la cérémonie des funérailles (1).

Et le décès de tous ces citoyens avait été officiellement constaté ! !

Nos villes et nos villages possèdent des médecins en nombre plus que suffisant. Mais ne voit-on pas,

(1) Je ne fais pas entrer en compte, ici, ce qui se passe dans les hôpitaux, de l'aveu même d'un grand nombre de médecins !

hélas ! — j'en appelle aux spécialités elles-mêmes, — qu'il y a médecin et médecin ?

Quarante-six cas dont la constatation est généralement due au hasard ; huit cas qui se sont ostensiblement accomplis ; en tout, cinquante-quatre cas, voilà le chiffre du connu, depuis treize ans ; chiffre que j'ai entendu porter à cinquante-sept, à soixante-cinq. Évaluant ici le chiffre de l'inconnu, c'est-à-dire le nombre des accidents qui se sont fatalement consommés à notre insu, mais par notre faute — toujours depuis treize ans — je dis qu'il ne s'élève pas à moins de cent huit.

C'est, au *minimum*, douze cas par an (1) !

Si les faits que j'ai signalés peuvent être considérés comme rares, eu égard à une population de trente-deux millions d'âmes, on ne saurait cependant se dissimuler, Sire, qu'au moyen des *salles d'attente* le nombre de ceux qui sortent à temps de leur léthargie s'accroîtrait dans une proportion consolante pour l'humanité ; consolante pour Votre Majesté, dont le génie pacifique, secondé par une administration vi-

(1) $46 + 8 + 108 = 162$: par 13 (nombre d'années), $= 12 + 6/13$, c'est-à-dire au moins douze cas par an. En compulsant les journaux de cette période de treize ans pour vérifier le chiffre du connu on verra combien mon évaluation est modérée.

gilante et paternelle, se plaît à féconder toutes les sources de la prospérité publique.

En demandant aux deux Chambres la création *extrà muros* des *salles d'attente* (1) dans chaque ville ou commune, j'ai ajouté que, *provisoirement* (2), le médecin chargé de constater les décès devrait être tenu de pratiquer, sur les corps, telle lésion qui serait jugée nécessaire pour rendre impossible les résurrections naturelles, dans le sein de la terre. C'est, évidemment, parce que je me serai mal expliqué que M. le comte de Tascher, organe du comité des pétitions à la Chambre des pairs, m'a fait dire que « pour

(1) Établir des *salles d'attente intrà muros*, comme on l'a proposé, ce serait aller plus loin que la Novelle 820 de l'empereur Léon qui, perdant de vue les lois sages et expresses des Grecs et des Romains, permit imprudemment d'enterrer dans les villes et dans les temples.

On a parlé des dépenses considérables qu'occasionnerait l'institution des *salles d'attente*. Cette objection, fût-elle fondée, serait de peu de valeur, philantbropiquement parlant. Je crois, d'ailleurs, l'avoir réfutée. — Voici encore ce que pense à ce sujet un des esprits les plus rationnels de notre époque : «... Outre les précautions que « chacun pourrait prendre pour les siens, il serait encore sage qu'on « adoptât, ainsi que vous le demandez, Monsieur, la fondation des « *salles d'attente*... Les dépenses ne sont pas ce qui m'effraie, car « elles seraient minimes, etc. » Béranger. — Novembre, 1844.

(2) Voy. la note 1, p. 11.

prévenir le danger des inhumations précipitées, je proposais l'établissement d'une espèce de morgue ou salle d'attente dans laquelle seraient déposés les cadavres, *indépendamment* des lésions indiquées comme moyen de s'assurer de la mort réelle (1). » Je croyais n'avoir pétitionné que pour l'adoption *provisoire* de ce dernier mode. Dans les éditions successives de mon livre sur le *Danger des Inhumations précipitées*, je croyais avoir dit : A défaut de *salles d'attente*, il serait sage et humain à la fois qu'on prévint, par une opération chirurgicale quelconque, tout retour à la vie chez ceux d'entre nous que l'imprévoyance cloue hâtivement dans le cercueil.

Et n'est-ce pas, d'ailleurs, ce qui se pratique à l'égard des riches, par le fait de l'embaumement ?

Les objections de détail qui m'ont été adressées atténuent-elles l'énormité des accidents dont j'ai parlé et qui, dans l'état de choses actuel, ne peuvent manquer de se reproduire (2) ?

Quoi ! des hommes dont le décès a été officiellement constaté ; des hommes se réveillent inopinément sur les tréteaux, sur la voie publique, dans les

(1) Voy. le *Moniteur.* Séance de la Chambre des pairs. — 13 mars 1845.

(2) Voy. ci-après.

temples, sur le seuil des cimetières, dans la fosse; et
parce qu'une loi — sage, il est vrai — dispose que
ces morts officiels seront enlevés de l'intérieur des
villes, sous bref délai, nous jugeons superflu, ou de
leur ménager une halte dans le champ du repos, ou
de faire en sorte qu'ils ne puissent se réveiller dans
les entrailles de la terre (1)!

Nous hésitons à reconnaître — c'est cependant un
député, c'est le rapporteur d'un comité des pétitions
qui l'a dit, du haut de la tribune — nous hésitons à

(1) « Voici un fait qui prouve le danger des inhumations préci-
« pitées. Il y a peu de jours que, dans le quartier du Jardin-du-Roi,
« des domestiques voulant détruire cinq petits chiens nouveaux nés,
« creusèrent un trou de trois quarts de mètre dans un jardin, et y
« jetèrent ces pauvres animaux, en les couvrant de terre, qu'ils tas-
« sèrent fortement avec leurs pieds, *Trente-six heures après*, un
« étudiant en médecine eut la curiosité de s'assurer s'ils étaient
« morts; il procéda à leur exhumation ; bientôt il les entendit crier,
« les retira et les trouva tout aussi vivants qu'à l'instant où on les
« avait inhumés ; un seul était presque mort.

« Cet exemple, ajouté à celui de cet Indien qui se faisait enterrer
« pendant trois semaines, et à tous ceux des mineurs que l'on a re-
« trouvés vivants après huit à dix jours de sépulture, prouve qu'il
« existe dans la terre un agent inconnu, conservateur de la vie ani-
« male qui doit prolonger de beaucoup l'agonie des malheureuses
« victimes d'un enterrement trop hâté ; car on en a retrouvé plu-
« sieurs qui s'étaient rongés jusqu'au coude. » — *Le Guetteur de*
Saint-Quentin. — 16 octobre 1842.

— 19 —

reconnaître que NOS LOIS CIVILES ET NOS RÉGLEMENTS NE PRÉVIENNENT PAS TOUS LES PÉRILS (1)!

Au moment où je vais livrer ce mémoire à l'impression,—mémoire qui avait moins d'étendue lorsque Votre Majesté en ordonna le renvoi à M. le ministre de l'Intérieur (2), — on me communique l'extrait qui suit du journal le *Courrier français* (3):

« Une scène épouvantable vient d'avoir lieu à An-
« goisse, petite ville de la Dordogne. Des paysans,
« surpris d'un bruit sourd qu'ils entendirent dans le
« cimetière, se sont approchés de la sépulture la
« plus fraîche ; et, après en avoir dégagé la terre qui
« couvrait la bière, ils y ont trouvé vivant un indi-
« vidu enterré depuis trente heures. C'était la troi-
« sième fois qu'un pareil ensevelissement préma-
« turé avait ainsi scellé sous la tombe ce malheu-
« reux (4). »

Ai-je fini ? Non. Je crois, en vérité, que ma

(1) Voy. note 1, p. 11.

(2) 18 mars 1845.

(3) Numéro du 28 avril 1845.

(4) Voici, au même sujet, l'extrait du journal l'*Ordre* de Limoges ;
21 avril :

« Le 18 de ce mois, toute la population de la petite ville d'An-
« goisse (Dordogne) était dans l'effroi et la consternation. Des rou-
« liers, en longeant la route de Saint-Yrieix à Excideuil, avaient

plume s'est imprégnée de sang. Voici la copie littérale d'une note qui vient de m'être remise par une personne tout à fait digne de foi :

« Dans le courant du mois de mars 1845, un « garde forestier d'une petite commune de l'arrondissement de N... *mourut* à la suite d'une assez « longue maladie. Une fièvre lente et une affection de poitrine, résultat des fatigues de sa profession, le minaient depuis plusieurs années. Souvent

« entendu un bruit extraordinaire derrière la muraille du cimetière « qui se trouve près de là. A ce récit, les habitants de l'auberge et « les autres personnes qui s'y trouvaient ayant dit : « Mais si c'était « Pierre qui ne fût pas encore mort? — De quel Pierre voulez-vous « parler? — Parbleu! de celui qu'on a enterré ce soir, à l'entrée de « la nuit, et que nous venons d'accompagner jusqu'à sa dernière « demeure; Pierre, le fils de..., *que l'on a cru mort deux autres* « *fois, et qui, après avoir été veillé jusqu'au lendemain, était* « *toujours revenu de mort en vie!...* » On se lève de table et on « se rend en foule au cimetière; on écoute, on entend un bruit « sourd, mais répété, qui semble sortir de terre. Alors on ne doute « plus, on pénètre dans le cimetière et on arrive au lieu de la sé- « pulture. On découvre le cercueil avec hâte, et l'on aperçoit Pierre « encore vivant, mais dans le plus triste état, ayant les pieds et les « mains tout ensanglantés, tant il s'en était servi rudement, quoique « logé assez à l'étroit, pour se faire entendre des passants. Mais le « pauvre garçon ne revint pas à la vie pour longtemps, car il avait « à peine respiré une quinzaine de minutes, qu'il rendait, dans le « cimetière même, et pour toujours, le dernier soupir. »

« les accès l'avaient laissé pendant longtemps dans
« un état de prostration presque complet auquel
« succédait, dans la convalescence, une faiblesse
« générale, sans douleurs, qui le rendait incapable
« de faire les longues courses nécessitées par la garde
« et la surveillance de plusieurs propriétés considé-
« rables. Un jour, à huit heures du matin, tout
« signe de vie disparut. Il ne respirait plus : on le
« crut mort, on l'ensevelit.

« Le lendemain, à 10 heures, c'est-à-dire 26 heures
« après le moment présumé *de la mort*, par une pluie
« froide, on transporta le corps de son habitation
« assez éloignée au cimetière du village. Le cercueil,
« à cause de la grande taille du défunt, avait plus
« de six pieds de longueur. La fosse se trouva trop
« petite; ce qui nécessita un nouveau travail pen-
« dant lequel la pluie continuait. Elle redoubla au
« moment où s'achevaient les prières de l'enterre-
« ment. Le curé et les assistants s'empressèrent donc
« de se retirer, laissant seul le fossoyeur qui se con-
« tenta de recouvrir la bière de quelques pouces de
« terre, et fut, à son tour, se mettre à l'abri. Cet
« homme, rentré chez lui, prend le temps de chan-
« ger d'habits, de dîner, en attendant la fin de la
« pluie; puis il se rend au cimetière pour achever

« de combler la fosse. Au moment de se remettre à
« l'ouvrage, il croit entendre un bruit souterrain...
« Il écoute, le bruit redouble. Effrayé, il court au
« village et revient au plus vite, accompagné du curé
« et de plusieurs habitants. Le bruit se fait encore
« entendre, bien distinct, quoique plus faible. Il part
« du fond de la fosse et des deux extrémités, alter-
« nativement. Plus de doute, le malheureux garde
« n'est point mort. On s'agite, on *délibère*, on hésite,
« on perd un temps précieux. Enfin, on découvre
« la bière, on se hasarde à l'ouvrir... On la trouve
« pleine de sang fraîchement répandu. La tête et la
« figure du prétendu mort sont horriblement tumé-
« fiées; ses pieds se sont meurtris et brisés dans un
« suprême effort de désespoir.

« Était-il mort, cette fois? Pouvait-on le sauver
« encore?

« Quelqu'un intervint tardivement, non pas pour
« résoudre cette question, mais pour faire combler
« la fosse... Et deux heures après la première pelletée
« du prêtre jetée avec une prière sur un homme en
« léthargie, six pieds de terre recouvraient peut-être
« encore un vivant.

« Cette fois, il est vrai, on n'entendit plus
« rien.... »

Six résurrections naturelles, — et imprévues, — en moins de huit mois!! Et je ne puis tout dire!

Sire, les leçons du passé et celles du présent ne nous avertissent-elles pas suffisamment que la police des inhumations doit être révisée?

Du fond de l'abîme que l'imprévoyance humaine a creusé sous ses propres pas, des voix lamentables, — voix nombreuses, selon les uns; rares, selon les autres, — ne crient-elles point aux vivants d'ouvrir les yeux?

Ah! qu'il me soit permis encore de me prévaloir du sentiment d'une personne connue de Votre Majesté, et que ses fonctions attachent à la Cour: «... Je « vous félicite, » — m'écrit-elle, — « de la persis- « tance avec laquelle vous défendez *une cause qui in-* « *téresse l'humanité tout entière* (1). »

Je ne terminerai point, Sire, sans rappeler au souvenir de Votre Majesté une anecdote touchante:

A Munich, il y a environ quatre ans, une enfant de six ans fut déposée comme morte dans une de ces *maisons d'attente* dont on a fréquemment reconnu l'utilité. Le lendemain on la trouva assise dans le cercueil et jouant avec les roses blanches placées sur son

(1) Avril 1845.

linceul! Le gardien la prit dans ses bras et la porta, ainsi souriante et couronnée de fleurs, à sa mère qui faillit mourir de joie (1).

Je suis, avec le plus profond respect,

de Votre Majesté,

Sire,

Le très humble et très obéissant serviteur.

H. LE GUERN.

(1) Je tiens cette anecdote de l'auteur du *Foyer breton*.

HISTOIRE DESCRIPTIVE

DES

MACHINES A CALCUL

PAR H. LE GUERN.

SOMMAIRE. *1re Partie.* Instrument du sieur Royer. — Arith-mographe importé par M. Gattey. — Arithmomètre de M. Thomas. — Traité d'Arithmétique du sieur Pithous. — Règle à calculer décrite par Francœur. — Tablettes de Saunderson. — Bâtons de Néper. — Abax des Grecs. — Abacus des Romains. — Souan-Pan des Chinois. — Stchote des Russes. — Machines décrites par M. Nuisement. — Machines de Babbage, de Pascal, etc. etc. — Compteur Automate du docteur Roth.

2e Partie. — Nouvelle machine qui l'emporte en vitesse sur toutes celles qui ont paru jusqu'à ce jour, mais qui a eu le tort de se produire en public, dans les bureaux du domaine privé du roi, chez M. de Rotschild, dans plusieurs ministères et colléges sans l'assistance d'un savant.

AVIS AUX INVENTEURS, ou comme quoi l'on peut se ruiner pour l'exploitation d'une idée, lorsque cette idée irrévérencieuse a oublié de se faire déflorer par ledit savant.